AF321834

# RECHERCHES EXPÉRIMENTALES

## Sur l'action physiologique

### DES

# EAUX MINÉRALES

### DE

# CHATEL-GUYON

PAR

## Le D<sup>r</sup> E. VOURY

Ancien Interne des Hôpitaux

MÉDECIN CONSULTANT AUX EAUX DE CHATEL-GUYON

# NOTE

Présentée à la SOCIÉTÉ DE BIOLOGIE

*Dans la séance du 17 avril 1880*

PARIS

IMPRIMERIE V<sup>e</sup> ÉTHIOU-PÉROU

RUE DAMIETTE, 2 ET 4

1880

# RECHERCHES EXPÉRIMENTALES

### Sur l'action physiologique

## DES EAUX MINÉRALES

### DE

# CHÂTEL-GUYON

Des travaux récents de M. Aguilhon et de M. Laborde, présentés à la société de Biologie, ont appelé l'attention sur les effets purgatifs et diurétiques des eaux minérales de Châtel-Guyon.

Une nouvelle analyse de ces eaux avait été faite par M. Willm, chef des travaux chimiques de la faculté de médecine, et avait donné les résultats suivants :

| | |
|---|---|
| Acide carbonique libre. | 1,0710 |
| Bicarbonate de chaux. | 2,4552 |
| Bicarbonate de magnésie. | 0,4661 |
| Bicarbonate de fer. | 0,0420 |
| Silice. | 0,1110 |
| Chlorure de magnésium. | 1,2326 |
| Chlorure de sodium. | 1,8661 |
| Chlorure de potassium. | 0,1891 |
| Chlorure de lithium. | 0,0146 |
| Sulfate de soude. | 0,5264 |
| Arséniate ferrique. | 0,0018 |
| TOTAL. | 7,9759 |

Température : 33 degrés centigrades.

M. Aguilhon chercha lequel de ces principes pouvait, avec le chlorure de sodium, donner à l'Eau de Châtel-Guyon ses propriétés. Après s'être assuré sur un chien de l'action purgative et diurétique de cette eau, il fit prendre à l'animal une solution de deux grammes et demi de chlorure de magnésium et constata une évacuation très-abondante, entièrement molle, accompagnée d'une forte diurèse. Il en conclut que c'est principalement au chlorure de magnésium que les Eaux de Châtel-Guyon doivent leur vertu laxative.

M. Laborde, reprenant la question à un point de vue plus élevé, voulut déterminer le mécanisme à l'aide duquel le chlorure de magnésium produit ses effets purgatifs, et la façon dont il influence les diverses fonctions. Ses expériences portèrent sur des chiens et des grenouilles, et il en ressortit que ce sel, introduit directement dans le sang par les veines, exerce une action puissante sur la fibre lisse en général.

Voici, du reste, en quelques mots les phénomènes observés :

1° *Appareil digestif et foie.* — Mouvements de l'estomac et contractions violentes des anses intestinales, avec phénomènes d'hypersécrétion dans leur intérieur.

Abondante sécrétion biliaire.

2° *Vessie.* — Contractions énergiques de cet organe.

3° *Cœur. Vaisseaux. Sang.* — Excitation et augmentation de la contractilité cardiaque, en même temps action suspensive ou d'arrêt.

Resserrement contractile de la veine mise à nu, au contact de la solution.

Rutilance du sang, comme s'il avait subi une suroxygénation.

4° *Appareil respiratoire.* — Accélération dyspnéique des mouvements respiratoires, puis suspension de ces mouvements momentanée ou définitive.

5° *Système nerveux.* — Légère anesthésie et tendance à la somnolence.

Pour compléter ces travaux, il nous a paru intéressant de rechercher, en dehors de tout aperçu théorique, l'action que pouvait exercer sur chaque appareil l'Eau de Châtel-Guyon ingérée à l'état naturel. Dans ce but nous avons entrepris au laboratoire de physiologie de l'Ecole pratique, avec le concours de M. Laborde, quelques expériences dont nous donnons la relation avec les résultats qu'il nous a été possible d'observer.

EXPÉRIENCE I. — Chien bull, très-vif; du poids de 11 kilogrammes ; matières normales ; à jeun.

11 février, 3 heures. *Ingestion par la sonde œsophagienne de 500 grammes d'eau minérale naturelle de Châtel-Guyon.*

Le chien conserve toute sa vivacité et ne paraît pas éprouver la moindre gêne.

Les battements du cœur sont forts.

4 h. *Nouvelle ingestion de 500 grammes.*

L'animal tombe dans une somnolence prononcée.

Les battements du cœur deviennent faibles et se ralentissent.

La respiration est anxieuse.

4 h. 50. Excrétion de 250 grammes d'urine très-colorée, légèrement acide.

5 h. 20. 200 grammes d'urine, claire, légérement acide.

Le cœur reprend son rythme normal.

Le chien mange peu le soir.

Les urines sont abondantes pendant la nuit.

Le lendemain 2 heures, évacuation liquide, bilieuse, très-abondante, mêlée à un peu de matière molle.

Efforts de défécation prolongés.

12 février 2 h. 45. *Ingestion de 500 grammes.*
Somnolence.
3 h. 50. Diurèse.
3 h. 55. *Nouvelle ingestion de 500 grammes.*
Peu d'appétit le soir.
Urines abondantes pendant la soirée et la nuit.
Le lendemain 5 h., évacuation alvine liquide.
Le surlendemain dans la matinée, évacuation liquide.
Puis matières normales et retour de l'appétit.

Nous avions été frappé de la faiblesse et du ralentissement du cœur après la seconde ingestion, et dans l'expérience suivante notre attention a porté principalement sur les organes de la circulation et de la respiration.

EXPÉRIENCE II. — Même chien après trois jours de repos. État normal.
16 février. Cœur 92, respiration 20, température rectale 39,7.
3 h. 40. *Ingestion de 500 grammes d'eau minérale.*
4 h. 10. Émission de 40 grammes d'urine fortement colorée, légèrement acide.
4 h. 30. Déjection liquide, bilieuse, abondante, accompagnée et suivie de ténesme.
Les battements du cœur sont plus énergiques.
4 h. 40. Cœur 96, respiration 20, température 39,8.
Le chien a conservé sa vivacité habituelle.
5 h. *Ingestion de 500 grammes.*
Somnolence prononcée.
Diminution de l'impulsion cardiaque.
Amplitude dyspnéique des mouvements respiratoires.
L'animal tombe dans la prostration, et quand on l'attache pour prendre sa température, il ne résiste plus.
5 h. 40. Cœur 88, respiration 16, température 39,4.
Somnolence et hébétude de plus en plus marquées.
5 h. 55. Émission de 120 grammes d'urine claire légèrement acide.
6 h. 10. Température 39,3.
Dans la soirée le chien mange sans appétit.
Dans la nuit il urine beaucoup.
Le lendemain matin il a une déjection liquide abondante et urine encore assez fréquemment.
Le surlendemain les matières redeviennent normales.

Nous avons répété la même expérience chez un autre chien, afin de savoir s'il se produirait des phénomènes semblables :

EXPÉRIENCE III. — Chien braque, bien portant, du poids de 16 kilogrammes, matières normales ; à jeun.
25 février. L'urine de la vessie est évacuée par la sonde : urine neutre.
Cœur 96, respiration 18, température 39,2.
3 h. 50. *Ingestion de 500 grammes d'eau minérale.*
4 h. 55. Excrétion de 380 grammes d'urine claire, neutre.
5 h. 5. L'impulsion du cœur est accrue.
Cœur 120, respiration 20, température 39,4.
5 h. 10. *Ingestion de 500 grammes d'eau minérale.*
Le chien, qui avait conservé toutes ses allures, est pris de somnolence devenant de plus en plus accentuée.
5 h. 50. Excrétion de 260 grammes d'urine claire, neutre.

6 h. 10. Impulsion du cœur diminuée.
Cœur 96, respiration 20, température, 39,2.
6. h. 40. Le chien mange de grand appétit.
7 h. Évacuation bilieuse abondante. Pendant la nuit, évacuation liquide mêlée à un peu de matière molle, et urines abondantes.
Le matin, nouvelle évacuation de consistance molle, suivie dans les vingt-quatre heures de deux déjections normales.

Dans l'expérience suivante nous avons donné d'emblée une dose massive.

EXPÉRIENCE IV. — Même chien, après deux jours de repos. État normal.
Cœur 96, respiration 18, température 39,3.
28 février, 3 h. *Ingestion de 800 grammes d'eau minérale.*
3 h. 30. Somnolence.
3 h. 50. 250 grammes d'urine.
Les battements du cœur sont à peine perceptibles.
Les mouvements respiratoires ont une amplitude exagérée, et l'inspiration est saccadée.
Cœur 88, respiration 14, température 39,2.
5 h. Le chien mange avidement.
5 h. 30. Le cœur reprend son énergie et ses pulsations remontent à 96.
Pendant ce temps le chien a uriné à deux reprises. La dernière miction était de 200 grammes.
6 h. Déjection liquide.
Pendant la nuit il y a eu une évacuation diarrhéique et des urines abondantes. Puis matières normales.

Afin de nous assurer que les effets diurétiques ne devaient pas être rapportés à la quantité de liquide ingéré, et que les phénomènes observés sur le cœur et la respiration n'avaient pas pour cause la réplétion de l'estomac, nous avons administré au même animal un égal volume d'eau de fontaine.

EXPÉRIENCE V. — Même chien, après trois jours de repos.
Cœur 92, respiration 18, température 39,1.
3 mars. 2 h. 30. *Ingestion de 500 grammes d'eau de fontaine.*
Le chien n'a pas été sondé.
3 h. 5. 20 grammes d'urine colorée.
3 h. 20. 20 grammes d'urine.
Le pouls et la température n'ont pas varié.
3 h. 30. *Ingestion de 500 grammes d'eau de fontaine.*
3 h. 35. 60 grammes d'urine.
4 h. ». 70 grammes d'urine.
4 h. 40. 100 grammes d'urine.
Pendant tout ce temps ni le cœur ni la respiration ne nous ont présenté aucun des phénomènes observés avec l'eau minérale.
Les matières sont restées normales.

Il nous a paru intéressant de connaître les résultats que donnerait l'Eau de Châtel-Guyon réduite à ses chlorures.

Un litre de cette eau, soumis à l'évaporation par M. Yvon, fut dépouillé de son acide carbonique; les sels insolubles se précipitèrent, et il ne resta plus dans le liquide filtré que des chlorures. La quantité d'eau évaporée fut remplacée par de l'eau distillée.

**EXPÉRIENCE VI.** — Même chien.

Cœur 88, respiration 16, température 39,1.

Immédiatement avant l'expérience le chien urine et a une déjection normale.

3 h. 10. *Ingestion de 500 grammes d'eau de Châtel-Guyon, ne tenant plus en dissolution que des chlorures.*

3 h. 40. 20 grammes d'urine.

4 h. 10. 100 grammes d'urine neutre.

4 h. 55. 60 grammes d'urine.

5 h. » 50 grammes d'urine.

5 h. 10. Cœur 84, respiration 16, température 38,9.

5 h. 15. *Ingestion de 500 grammes de la même eau.*

Somnolence passagère.

5 h. 50. 130 grammes d'urine.

Pendant la nuit le chien a trois évacuations de quantité minime, deux liquides et une de consistance molle.

Dans l'expérience qui va suivre nous avons soumis l'animal à une dose quotidienne d'un litre pendant une période de dix jours :

**EXPÉRIENCE VII.** — Même chien.

Du 10 au 20 mars. *Ingestion quotidienne d'un litre d'eau de Châtel-Guyon.*

Tous les jours sans exception, l'animal a de une à quatre évacuations de consistance molle ou liquide. Les effets purgatifs persistent encore deux jours après la cessation du régime, puis les matières redeviennent normales.

L'appétit est vorace.

Les urines sont chaque jour très-abondantes.

La température qui était de 39,2 le premier jour, se maintient à 39 les jours suivants, et descend les deux derniers jours à 38,9 et 38,4.

Pendant toute cette période l'impulsion du cœur est faible, et les battements ne sont en moyenne que de 84 ou 80 à la minute.

Les derniers jours l'ingestion de l'eau est immédiatement suivie d'un violent frisson, le cœur bat avec énergie et les pulsations sont de 120 à 140 à la minute ; ces phénomènes de très-courte durée sont remplacés par du collapsus.

Le chien a maigri beaucoup et a perdu un kilogramme de son poids.

Nous avons voulu enfin savoir si l'Eau de Châtel-Guyon ingérée à dose immodérée pouvait produire des effets toxiques.

**EXPÉRIENCE VIII.** — Même chien.

26 mars. *Dans l'espace de quatre heures, ingestion en 6 doses de 6 litres d'eau minérale.*

Mictions fréquentes ; urines abondantes.

Déjection absolument aqueuse.

Somnolence, prostration, tremblements, alternatives d'excitation et de dépression cardiaque.

Respiration suspirieuse.

Température : 38,3 ; 38,7 ; 38,6 ; 38,4 ; 38,2.

Le lendemain, *dans l'espace de deux heures vingt minutes, ingestion en 6 doses de 6 litres d'eau minérale.*

Diurèse considérable.

Déjections aqueuses.

Hébétude, somnolence, prostration, collapsus.

Dépression cardiaque.

Température : 39,2 ; 38,6 ; 38,4 ; 38,3 ; 38,2.

Frissons et accélération du cœur de courte durée après chaque ingestion.

Dans le but de nous rendre compte de l'état des organes après ces expériences multiples et les ingestions excessives des deux derniers jours, nous avons, le lendemain matin, sacrifié l'animal par la piqûre du bulbe.

*Nécropsie.* — L'estomac, l'intestin grêle, le cœcum, le gros intestin présentent dans toute leur étendue une injection congestive de la muqueuse, avec des plaques ecchymotiques principalement au voisinage des glandes de Peyer, qui sont elles-mêmes tuméfiées.

Les autres organes sont sains.

Le sang qui gorge les cavités du cœur droit a une coloration violacée, rappelant la teinte d'une solution de permanganate de potasse.

En récapitulant les phénomènes observés dans chacune de nos expériences, nous allons faire ressortir l'action qui s'est exercée sur les différentes fonctions.

1° *Appareil digestif.* — Des évacuations de consistance molle ou liquide ont constamment suivi l'ingestion de l'Eau de Châtel-Guyon. Ces effets purgatifs se sont toujours produits, quel qu'ait été le mode d'administration : doses fractionnées ou doses massives. Ils ont pu être obtenus sans interruption aucune pendant une période de dix jours par une ingestion quotidienne.

Les déjections se sont manifestées chez le premier chien, dans une première expérience, vingt-quatre et vingt-six heures après l'absorption de l'eau, et dans une autre expérience, au bout d'une heure. Chez le second chien, elles se sont produites plus rapidement, en général trois heures après.

Elles ont eu lieu au nombre de un à quatre, en moyenne de deux, dans les vingt-quatre heures.

Presque toujours fortement colorées par la bile, elles ont été d'apparence aqueuse chez l'animal soumis à des doses excessives.

L'action laxative s'est encore fait sentir un jour ou deux après chaque expérience, puis les matières sont redevenues tout à fait normales sans constipation.

L'appétit a été un peu troublé au début chez le premier chien, de taille petite ; chez le second il a toujours été vorace.

Un litre d'eau de Châtel-Guyon réduite exclusivement à ses chlorures a déterminé des effets purgatifs, mais moins considérables que ceux obtenus avec l'eau naturelle. L'eau de fontaine n'a eu aucune action.

2° *Appareil urinaire.* — La quantité des urines rendues a toujours été très-grande.

Dans l'espace de deux heures, après l'ingestion d'un litre d'eau minérale, nous avons recueilli en deux mictions : chez le premier chien 450 grammes d'urine et chez le second chien, dont la vessie avait été auparavant vidée par la sonde, 640 grammes. Après une ingestion de 800 grammes d'eau minérale, il y a eu chez le même animal 450 grammes d'urine excrétée en deux fois.

Les urines ont continué à être abondantes dans les 24 heures qui ont suivi les expériences.

Dans l'épreuve comparative avec un litre d'eau de fontaine, la somme des urines n'a pas dépassé 270 grammes en cinq mictions ; et avec un litre d'eau minérale réduite à ses chlorures, elle ne s'est pas élevée au-dessus de 360 grammes.

Pendant la période des doses quotidiennes, il nous a semblé qu'il s'établissait un balancement entre la quantité des urines excrétées et l'abondance des déjections.

En aucun cas la réaction de l'urine n'a été influencée.

Quant aux modifications apportées à sa composition par l'élimination des principes minéraux, elles n'ont pu être déterminées d'une manière suffisante par nos analyses, qui n'ont porté que sur des quantités recueillies en un court espace de temps. Cette étude sera reprise sur des urines humaines de 24 heures.

3° *Système nerveux.* — Un phénomène qui s'est toujours produit après une seconde ingestion de 500 grammes, c'est la somnolence.

Le chien, jusque-là très-vif, était pris de torpeur et sommeillait debout. Les bruits du dehors et les appels qu'on lui faisait ne le tiraient qu'à demi de cet état.

Après des doses plus fortes l'animal se couchait et semblait dormir ; on pouvait alors constater de la prostration et du collapsus qui l'empêchaient d'opposer une résistance aussi grande lorsqu'on le violentait.

Des frissons et du tremblement ont suivi l'ingestion des doses massives.

4° *Cœur.* — L'action hyposthénisante que nous venons de voir se manifester sur le système nerveux a eu son contre-coup sur le cœur. Après l'absorption d'un litre d'eau, nous avons toujours constaté, consécutivement à une phase d'excitation de cet organe, une diminution du nombre des battements, avec faiblesse très-prononcée de l'impulsion.

Pendant la durée des doses quotidiennes il y a eu une dépression constante.

5° *Respiration.* — Dans certains cas, il s'est produit à la période d'hyposthénie des phénomènes de dyspnée, caractérisée par une amplitude exagérée des mouvements respiratoires, et une diminution du nombre des inspirations.

6° *Température.* — La température n'a subi que de légères modifications.

Chez le premier chien, nous avons constaté, une heure après une première ingestion de 500 grammes, une élévation de un dixième, et une heure après une deuxième ingestion un abaissement de quatre dixièmes.

Chez le second chien, il y a eu dans les mêmes circonstances une élévation de deux dixièmes, puis retour à la température du début ; et dans une autre expérience, après une dose de 800 grammes, un abaissement de un dixième.

Pendant la période des doses quotidiennes, il a existé un abaissement constant de deux dixièmes qui a été, les derniers jours, de quatre et cinq dixièmes.

7° *État général.* — Une dose quotidienne de un litre administrée pendant dix jours à l'un de nos chiens, qui ne recevait que sa nourriture habituelle, a amené un amaigrissement rapide et une perte de 1 kilogramme de son poids.

Douze litres absorbés en deux jours dans un espace de temps très-restreint n'ont produit aucun phénomène qu'on puisse appeler toxique.

La seule lésion déterminée par ces ingestions excessives a été une inflammation catarrhale de l'estomac et des intestins.

## EN RÉSUMÉ :

Dans *toutes* nos expériences l'eau de Châtel-Guyon a eu une action laxative et purgative.

Elle a exagéré l'appétit.

Elle a constamment produit des effets diurétiques sans variation dans la réaction de l'urine.

Des doses fortes ont toujours déterminé, après une phase d'excitation, des phénomènes d'hyposthénie se traduisant par de la somnolence, de la prostration et par de la faiblesse et du ralentissement du cœur avec un léger abaissement de la température.

Une ingestion de chaque jour a causé un amaigrissement rapide et une diminution de poids.

Des doses massives données coup sur coup n'ont produit aucun phénomène toxique.

L'autopsie de l'animal sacrifié a révélé dans ce cas une hyperémie gastro-intestinale.

En rapprochant ces phénomènes de ceux constatés par M. Laborde dans ses études sur le chlorure de magnésium, on peut facilement se convaincre que ce sel est un des principes les plus actifs de l'eau de Châtel-Guyon.

4892. — Imp. V<sup>e</sup> Éthiou-Pérou, rue Damiette, 2 et ;